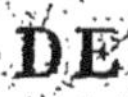

DE
L'AIR INSALUBRE,
ET DE LA
FIEVRE D'ESPAGNE.

PAR M. CADET, DE METZ;

Membre honoraire de la Société des Sciences de cette ville, Bibliothécaire de la Société Philotechnique de Paris, membre de plusieurs autres Sociétés savantes, tant de la capitale que des départemens et de l'étranger.

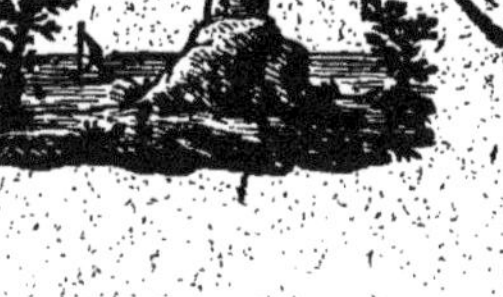

PARIS,
Rue Saint-Louis, n° 44, au Marais, et rue Palatine, n° 5, près Saint-Sulpice.

1822.

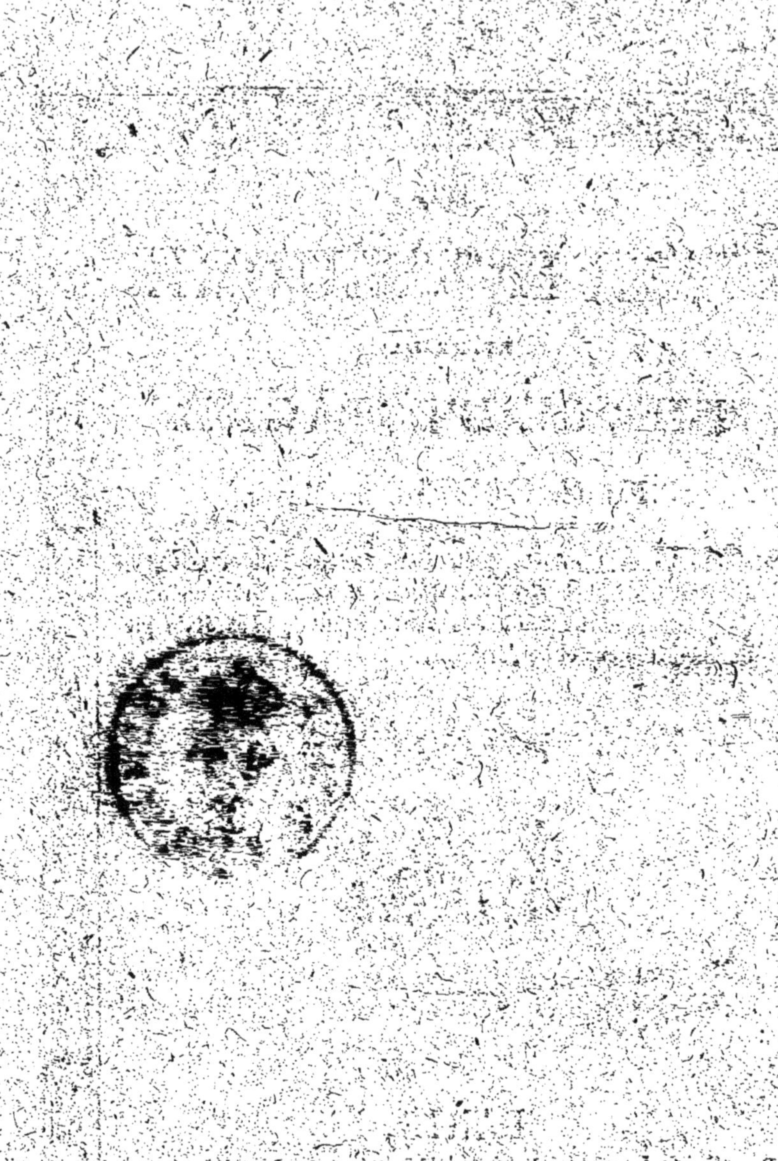

DE L'AIR INSALUBRE.

Lorsque, pour la première fois je m'approchai des côtes orientales maritimes de la Corse, je fus surpris de n'appercevoir dans les vastes plaines qui les suivent, que çà et là, fort éloignés les uns des autres, quelques hommes dont la précipitation de la marche fut pour moi le sujet d'un nouvel étonnement. Mais, M. le comte de Marbœuf, qui voulut bien me faire accueillir et me recueillir lui-même à mon débarquement, m'avertit qu'on ne pouvait, sans risquer pour sa santé, se reposer au milieu de ces plaines; que l'insalubrité de l'air ne permettait, depuis quelques siècles, de les cultiver que très-incomplettement; qu'elle a pour cause les exhalaisons marécageuses; qu'elles forment à la surface de la terre, des zones aëriennes qui, dans leur mobilité, se propagent sur ces mêmes plaines, s'insinuent dans les vallées adjacentes, et que rasant la surface du terrain, elles parviennent jusque sur des coteaux élevés de plusieurs toises au-dessus du niveau de la mer; il me dit enfin, que l'influence de ces exhalaisons sur la santé des habitans de toutes les parties inférieures de la Corse orientale, était le seul obstacle puissant à la restauration de cette vaste et

1

belle contrée de l'île, et que la recherche des moyens d'en rassainir l'air, serait digne d'un curieux de la nature et d'un ami des hommes.

Tels furent les premiers documens que je reçus de M. le comte de Marbœuf, sur la Corse : ils me laissèrent une vive impression ; et jaloux d'obtenir sa confiance, encouragé par les ministres, je m'occupai sans relâche, durant mon séjour de vingt-cinq années dans cette île, des recherches que m'avait recommandées son sage administrateur.

Lorsque, dans les temps révolutionnaires, je me vis contraint de la quitter (1), j'en ressentis de vifs regrets. Toutefois, je ne cessai pas d'observer les phénomènes aëriens : pour en saisir même l'avènement, pour en suivre le détail, pour épier les instans de la manifestation de leurs causes, j'entrepris différens voyages. Provoqué sur-tout dans ces derniers mois, par l'espérance de publier à propos, sur l'air insalubre, des vérités utiles et neuves, je redoublai de zèle : mais, devant un septuagénaire froissé, les difficultés se multiplient inopinément ; et je dois craindre que mon ouvrage ne soit pas achevé, lorsque la fièvre qui vient de ravager les belles contrées orientales de l'Espagne, se manifestant de nouveau, se rapprochera de nos côtes méridionales, et les menacera même d'une invasion.

---

(1) Lacombes St.-Michel me fit enchaîner sur une frégate qui devait me conduire à Toulon, et sur laquelle je fus détenu pendant plus de neuf mois, j'y fis le chirurgien malgré moi.

Dans cette critique position, et vu l'urgence des mesures, je dois livrer aux hommes d'état, ceux des fragmens de ce travail où sont exposés des faits qui concernent 1°. les causes diverses d'un air insalubre, et de sa plus grande intensité locale; 2.° les lieux ordinaires de sa première manifestation, et ceux de son invasion; 3.° ses mouvemens généraux et particuliers, l'opposition apparente des premiers avec ceux de la terre et la communication qui résulte de ces mouvemens; 4.° les prédispositions locales et individuelles; 5.° les rémissions et leur époque; 6.° les moyens de se garantir du mauvais air, d'en affaiblir les effets, de le neutraliser ou de le détruire.

DES CAUSES DIVERSES D'UN AIR INSALUBRE, ET DE CELLES DE SA PLUS GRANDE INTENSITÉ.

Lorsque les deux principaux élémens de l'air atmosphérique, l'un tendant à pénétrer la terre, l'autre à l'abandonner en se volatilisant, ne sont pas dosés entre eux dans une certaine proportion (1), il cesse d'avoir l'élasticité la plus convenable pour les organes de la respiration. Ils n'effectuent plus cette fonction sans être offensés ou fatigués. Ces états de malaise ont pour cause ordinaire l'affluence de l'un des élémens, sans les intermédiaires qui préviennent soit sa surabondance, soit la gêne qu'il

(1) L'oxigène fournit 27 et l'azote ou nitrogène 73/100.

éprouve dans ses voies. En effet, que sous la surface d'un sol, sur-tout s'il est concave ou d'une faible élévation, il existe des couches de résidus faiblement perméable à celui des élémens qui tend à l'expension, outre le désordre qu'il pourra causer dans le lieu de son accumulation, celui dans lequel dominera l'autre mixte (1), n'offrira plus qu'un séjour incommode et malsain par d'intempestives averses, ou par sa grande humidité : Que, dans une autre contrée, les surfaces soient généralement d'une perméabilité trop facile, ou que les roches montagneuses y laissent presque par-tout voir leur dénudation, effet d'imprudens défrichemens ou de désastreux incendies, l'air y sera sec, les pluies rares et les chaleurs excessives.

L'un, s'il surabonde, se répand sur une surface qu'il humecte vainement pour la rendre fertile : Est-ce l'autre? Il s'exhale dans les régions aériennes, pour y contribuer, sans doute, à quelques-uns des phénomènes dont les causes nous sont inconnues; tandis que, si ce dernier mixte, douce haleine de jeunes plantes, se laisse, au sortir de leurs tendres feuilles, envelopper de la gaze humide et légère que lui présente la fraicheur matinale, bientôt il marquera leurs contours élégans par autant de globules cristalins, et ne rentrera jusque dans la tige pour y préparer des parfums, qu'après avoir brillé des milles couleurs que le soleil naissant prête à ces

---

(1) L'oxigène qui fournit les 85/100 de l'eau.

perles délicates, pour en parer à leur tour, les fleurs qui doivent exhaler ces doux parfums (1).

De cette disproportion des mixtes, qui peut être considérable, résultent encore dans les lieux clos ou sans issus corrélatifs aux mouvemens de notre globe, des malheurs particuliers très-fréquens. Ils le sont moins à ciel ouvert, parce que ces mêmes mouvemens changent sans cesse, ainsi qu'on le verra, les rapports des localités avec l'atmosphère. Mais cet avantage devient presqu'insensible, lorsque dans un air déjà vicié par la disproportion de ses mixtes, interviennent des corps hétérogènes et nuisibles, dont les alluvions fournissent sans cesse la matière.

Des corps étrangers aux élémens de l'air.

Leurs variétés et leurs nombres doivent être incalculables; puisqu'ils s'émanent des minéraux, des végétaux et des animaux. Ceux de la première classe font dans nos mines autant de victimes que l'air pesant dont les ouvriers sont précédés dans les cavités, ou

(1) A mon balcon, j'ai vu moi-même une multitude de ces globules attachés aux rameaux d'une vigne de jardin. Leur forme ressemblait à celle des bulles savoneuses au moment où les enfans les soufflent : le col était prolongé décidemment; et sans que je pusse de l'œil, suivre l'accroissement du volume, il me devenait cependant fort sensible de minute en minute. Des expériences faites en Corse, et répétées dans la vallée de Montmorenci, ne m'ont pas laissé de doute sur cette formation des gouttes de rosée. Les tiges absolument mortes n'en portent jamais; bien que leur surface soit baignée d'humidité.

que les moufettes auxquelles ils donnent issue par leurs travaux. Ces travaux maintenant sont surveillés par un corps trop éclairé, pour qu'il soit nécesssaire de fixer son attention sur l'avantage de combiner la direction des galeries avec les mouvemens du globe terrestre. Des détails sur les émanations des végétaux et des animaux vivans, ne seraient pas moins déplacés ici. D'ailleurs, elles sont presque toujours annoncées à nos organes, ou par les formes hideuses, les bruits effroyables ou la désagréable odeur des objets qui les exhalent.

Il en est autrement des lieux qu'infectent les miasmes putrides d'animaux ou de végétaux et des endroits où se propage inopinément l'air que ces miasmes contagient. En effet, telles plaines, telles collines abandonnées maintenant comme n'offrant plus qu'un séjour dangereux, étaient, il y a quelques siècles, recherchées à cause de la pureté de l'air : Enfin, la campagne où l'on peut, avant les chaleurs, respirer sans crainte, la fraicheur printanière, ne serait plus, pour les imprudens qui continueraient à l'habiter jusqu'en automne, ou seulement durant l'été, qu'une infecte maladrerie. Quelques Français du continent, arrivés en Corse dans les premiers temps de la cession de cette île à Louis XV, en ont fourni la preuve funeste pour eux, mais d'un exemple salutaire pour leurs compatriotes. Les uns n'avaient considéré, du terrain qu'ils se proposaient de défricher, que son rapprochement de Bastia, sans observer que, sol d'alluvion, il renfermait des détritus de végétaux et d'animaux rejettés anciennement, en divers états de décomposition. D'autres, séduits par le site d'un riant coteau et par le nombre et la beauté des objets qui de là s'y découvrent, ignoraient en y jettant les fondemens d'une maison de campagne, que, de l'eau tranquille, dont la surface en offrait le tableau, sortiraient, matin et soir, durant la saison des chaleurs, des miasmes infects et mortels.

Nature des corps qui contagient l'air.

Cependant, sous les terres mêmes qu'ouvraient les uns, et près des habitations qu'élevaient les autres, s'étaient depuis long-temps, établi des foyers de putréfaction. Là s'élaboraient des substances qui, devenues aëriformes par la chaleur, passaient dans l'air atmosphérique, aussitôt que sa température s'élevait à dix ou douze degrés et le rendaient insalubre.

Elles étaient dangereuses en effet, plusieurs, parce que bien que légères, comparativement à cet air, leurs autres qualités ou celle-ci même, gênaient la respiration ou blessaient les organes de cette importante fonction (1); les autres répandaient une odeur fétide (2); de troisièmes, au seul contact de

---

Noms que portent les produits de la putréfaction.

(1) Le gaz azote.

(2) Le gaz hydrogène sulfuré.

l'air, produisaient des feux (1), tandis que leurs subséquentes éteignaient la flamme et tuaient les animaux; heureusement, ils sont pour la plupart avertis de la funeste présence de ces corps, par leur odeur vive et pénétrante, et par leur saveur âcre et caustique (2); il en sortait aussi de plus lourds que l'air atmosphérique et dont l'intus-susception était pernicieuse au point de suspendre, en un instant, presque tous les mouvemens et les signes extérieurs de la vie. (3) On en respirait même qui bien qu'ils eussent, quant au poids, une propriété contraire, n'en étaient pas moins nuisibles (4). Souvent, enfin, se mêlaient à ces divers produits infects de la putréfaction, des myriades d'animalcules ovipares ou vivipares, tous d'une ténuité si grande, qu'ils étaient facilement chariés dans l'air atmosphérique.

Tels étaient les corps qui provenaient de la putréfaction des détritus, et que respiraient les imprudens qui, les premiers, depuis plusieurs siècles, osèrent habiter dans la plaine de Mariana, cultiver les terres voisines de l'étang de Biguglia, abandonnées durant les longues pirateries des barbaresques, et les journaliers qui, sans précautions, ouvraient à travers des matières d'alluvion mal digérées, le canal de communication de cet étang avec le Golo.

Sur la généralité des plages maritimes, toujours

(1) Le gaz hydrogène phosphoré.
(2) Le gaz ammoniac.
(3) Le gaz acide carbonique.
(4) Le gaz hydrogène carboné.

plus larges à l'aspect de l'Est qu'à tout autre, et particulièrement sur celles où l'entrée des eaux douces à la mer éprouve des obstacles, l'air est contagié par la présence des mêmes produits de la putréfaction.

Formation de ces corps par le calorique terrestre.

Vainement on se flatterait que leur élaboration, loin des contrées équatoriales, ne peut s'effectuer que durant les longues insolations de l'été. Sans doute, les fortes chaleurs qui résultent de l'action plus directe du soleil, favorisent l'expansion des produits de la nouvelle combinaison des principes qui constituaient les corps décomposés; mais elles ne sont pas indispensables pour cette combinaison : Le calorique seul est plus que suffisant sous terre, avant que la chaleur à l'air libre ne s'élève à dix ou douze degrés. En Corse un de mes thermomètres a marqué plus d'une fois 48° à un demi-mètre de profondeur, tandis qu'un autre, à deux mètres de la surface et libre, ne montait qu'à 16°. Sous terre, il lui suffit de rencontrer, ce qui manque rarement dans un sol d'alluvion ou dans un bassin, l'humidité préliminaire indispensable pour la fermentation putride. C'est précisément durant l'époque du refoulement, que ce fluide éprouve, autant par suite du dérangement de l'harmonie primitive, que par le froid même, qu'il s'établit au milieu de ces détritus, comme en autant de laboratoires; qu'après avoir séparé, les uns des autres, les principes des corps naguères organisés, il les combine selon leur aptitude particulière; et que, s'identifiant avec eux pour les répandre plus aisément, il en forme divers gaz, qu'il soulèvera dès que le soleil le secondera mieux. Sa coopération jusqu'ici lui était superflue; il s'était même chargé seul d'autres phénomènes plus imposans.

Dans les mêmes temps, en effet, outre les vaporisations et les feux dont il effraie les humains, il élabore sous les glaces, les parfums exquis, les vives couleurs et les formes agréables et simples de nos fleurs printanières. Il n'attend pas toujours l'éclatant et pompeux retour de la belle saison pour les faire éclore: elles ornent déjà ces curieuses voûtes, dont avaient comblé l'espace, les neiges qu'il vient de convertir en mille ruisseaux. Avant que les frimats ne se soient éloignés, il a préparé sous leur théâtre, des lits de verdures à ces eaux nouvelles, qui n'ont pas encore brillé des rayons d'un soleil qu'elles ignorent. Ces rayons très-puissans par eux-mêmes et qui plus tard, accéléreront la fermentation et manifesteront leur influence sur le développement et la direction de ses produits, sont donc étrangers à ces phénomènes particuliers, qu'opère mystérieusement le calorique.

Cet agent siège au milieu de notre globe, et son expansion nécessaire à l'élasticité de l'air, s'effectue sans cesse par ceux des points de la circonférence de la terre que n'obstruent pas les matières imperméables. Elles sont des causes permanentes de la disproportion locale des mixtes de l'atmosphère et de la formation des corps étrangers qui la vicient, et qui deviendraient des remèdes contre son insalubrité, s'ils étaient élaborés par le calorique, dans les organes des végétaux.

L'abondance de ces matières en beaucoup de lieux, en rend funeste le séjour et même le voisinage; et tout observateur qui connait ces lieux dangereux, doit les signaler, sur-tout dans les circonstances où la rémission des crises peut aveugler sur un mal prochain, et rendre trop insouciant sur les moyens de le prévenir.

DES LIEUX OU RÈGNE LE PLUS ORDINAIREMENT L'AIR INSALUBRE.

Après un violent orage, accompagné de tourmente d'une mer dont les parages sont fréquentés, chacun se rend sur les lieux les plus exposés à la violence des vagues et les plus sujets à dégradation : on s'approche du désordre le plus évident, et bientôt les réparations urgentes pour prévenir de nouveaux dommages, sont achevées. Mais sur des plages abandonnées, ce qui se dérange ou se ruine, est livré sans réserve à la mer; et peu de jours après, elle s'est déjà servi des débris pour élever des barrières contre les fleuves qu'elle recevait. Les sables qu'ils lui chariaient ainsi que des détritus qu'elle a, dans son agitation, arrachés de son propre sein, sont autant de matériaux dont elle accroit et consolide ces barrières. Forcées de rétrograder, les eaux douces se répandent derrière les dunes récentes, plus élevées le long de la plage; elles y forment des étangs ou des flaques bourbeuses, dont les bords sont alternativement baignés et desséchés à des époques aussi peu constantes et fixes dans leur retour que dans leur durée : toujours cependant, elle est assez longue pour faire naître et périr successivement, des plantes et des animaux, dont les restes accumulés les uns sur les autres, et souvent sur d'anciens détritus marins, fournissent d'abondantes matières à la fermentation putride.

Ainsi s'établissent, à la suite d'élévation de digues sur les plages désertes, *cò quod non sit qui pertranseat,* dit l'écriture, des étangs et des marais où se multiplient des élémens de corruption.

En d'autres lieux que ceux de l'embouchure des rivières ou des torrens, la mer, sans le concours de leurs sables ni des autres débris qu'ils lui charient, forme une seconde classe d'étangs et de marais : il suffit que les détritus de tout genre qu'elle a rejettés sur ces bords successifs, se soient resserrés et se trouvent déprimés jusqu'au dessous de son niveau, pour qu'elle s'empare aussi-tôt de leur surface, en s'infiltrant à travers les dépôts les plus récens : dès-lors, les effets de la putréfaction ne tardent pas à s'y manifester.

Tandis que de ces deux manières, il s'établit des eaux stagnantes non loin de la mer; il s'effectue dans le fond de basses vallées, dans les bassins occupés autrefois par des cratères, dont le remplissage s'est affaissé plus que des dépôts moins épais, quoique de la même époque, enfin, dans des plaines abandonnées à la suite des guerres, et que des incendies répétées ont fini par dépouiller de leurs végétaux ligneux, il s'effectue, dis-je, d'autres désordres, moins apparens, à la vérité, mais aussi nuisibles, en ce qu'ils privent l'air de la portion suffisante de celui de ses élémens dont le défaut, ou seulement la disproportion, rendent cet air impropre à la respiration. C'est là que se réunissent quelquefois sous des sables, des résidus de la putréfaction des détritus de végétaux et d'animaux; c'est aussi là que, battues et fréquemment délavées par les pluies, les couches superficielles du sol perdent d'une part leurs sels dissolubles, et que d'autre part, les terres les plus tenues, insensiblement entraînées au-dessous des restes plus grossiers, y forment des lits sous lesquels s'accumule le calorique terrestre.

Dans cette retraite, il élabore, comme on l'a vu, celles des substances qui n'ont pas éprouvé les dernières altérations, et livre à la chaleur des rayons solaires, et successivement à la fraîcheur des nuits, les plantes aquatiques qu'ils ont bientôt réduites à l'état de putréfaction. Les déplacemens, suite de l'élaboration inférieure des matières, fournissent aux gaz qu'elle produit, des issues plus ou moins directes pour aller rejoindre ceux qui s'émanent de la surface. Il est peu de bassins, de fond de vallées, de plaines maritimes, de golfe, d'anse ou de cale à l'aspect de l'Est, qui soient exempts de ces foyers de corruption, lorsqu'abandonnés par l'homme, ils sont livrés à tous les désordres des eaux, à ceux qui résultent de l'état de gêne du calorique, et qui, si souvent dans les temps anciens, donnaient le spectacle des phénomènes les plus effrayans et les plus désastreux, enfin, à ceux d'un soleil brûlant dont rien ne tempère l'ardeur.

Les rayons de cet astre, dans le cours de l'année, secondent ou tempèrent, selon leur obliquité, leur abondance ou leur faiblesse, l'expansion du calorique terrestre, et produisent dans chaque saison, les grands mouvemens périodiques, sous les divers degrés de latitude, comme dans l'intervalle du matin au soir, ils facilitent ou gênent les mouvemens particuliers et successifs sous les différens degrés de latitude.

Cependant, ce calorique terrestre n'a de repos absolu dans aucun temps; et lors même que les rayons solaires favorisent le moins son expansion, ils ne peuvent l'empêcher d'établir, comme on l'a vu, durant son incomplète retraite, autant de foyers qu'il trouve de corps nouvellement rejettés à décomposer, ou d'anciens détritus dont il n'a pas completté la putréfaction.

Les miasmes qu'elle fournira, s'exhaleront aisément dans chaque localité dont la température surpassera les douze degrés voulus pour la fermentation putride. Elles seraient seules inhabitables, si ces miasmes s'y fixaient, au lieu de se propager même au loin, de l'Est à l'Ouest, jusque sur de notables élévations. Ce phénomène, qui se répète journellement en Corse, n'est pas moins commun dans toutes les contrées voisines des lieux où sont en décomposition des détritus de végétaux et d'animaux.

Après m'être assuré de cette direction générale de l'air insalubre, de l'Est à l'Ouest, direction contraire au mouvement de rotation diurne, j'eus la curiosité d'observer si la même opposition avait lieu, quant aux mouvemens solsticiaux; et des phénomènes sans nombre m'en donnèrent la conviction. Enfin, portant mon attention sur d'autres fluides et sur les liquides, considérés en leurs différens états et dans les fonctions qu'ils remplissent comme véhicules, il m'a paru de toute évidence, qu'eux et les corps étrangers qu'ils soutiennent ou transportent, résistent à la marche de notre machine terraquée, proportionnellement à leur incohérence à ce globe.

On va trouver ici la mention concise de quelques phénomènes, qui manifesteront cette résistance, et leur dépendance nécessaire d'une même cause.

DES MOUVEMENS DE L'AIR INSALUBRE ET DE LEUR OPPOSITION AVEC CEUX DE LA TERRE.

Sur le pic du Rotondo, mont élevé de plus de trois mille mêtres au-dessus de la mer, aucun voyageur n'a trouvé le vent hors des rumbs orientaux. Moins élevé de quatre cent mêtres, et pareillement libre au milieu de l'air, le pic de Silla de Caracas fit sentir le vent d'Est à M. Humboldt, lorsque ce savant eut le courage d'y gravir. D'après ce fait, il a pensé que, par la latitude de ce pic, les vents alisés s'étendaient au-delà de trois mille mètres. Ces vents règnent dans les mers libres du nord autant que sur les mers équatoriales, et les voyageurs Russes, avertis par le naufrage des bâtimens qui, malgré ces vents, voulaient naviguer de l'Ouest à l'Est, prennent tous à présent, la longue et pénible voie de terre, pour se rendre au Kamtchatka. Je me borne à ces détails sur le mouvement propre de la masse aërienne, opposé dans ces exemples à la direction du globe. Je vais en citer qui présenteront sa température propagée dans le même sens, de l'Est à l'Ouest, jusqu'à la rencontre d'une mer, d'un fleuve ou d'une chaîne de hautes montagnes.

Propagation des températures chaude et froide.

En Sibérie, sous les mêmes degrés de latitude qu'en Poméranie, la végétation semble à cinq degrés plus au Nord; le Canada, comparativement à l'Allemagne, présente la même différence. De toute l'espèce humaine, la race la plus noire est celle qui vit à l'extrémité de la plus grande largeur du continent Africain; et cette couleur s'affaiblit en raison du rapprochement des mers orientales.

Cette propagation de la chaleur de l'Est à l'Ouest, n'est pas propre à ce seul état de l'air, mais elle l'est encore au froid même. Les navigateurs Ross et Parry nous ont, en effet, confirmé ce que le capitaine Cook avant eux, nous avait dit de l'épaisseur considérable des glaces à l'aspect de l'Est : on l'y trouve dix fois plus forte qu'à celui de l'Ouest. A ce dernier aspect, le froid est donc moins intense : c'est la seule exposition qui garantisse des gelées printanières, les noyers, les châtaigniers et les autres arbres susceptibles d'être saisis par ces gelées blanches. Le chaud et le froid s'accumulent donc, et se dirigent de l'Est à l'Ouest, chacun dans la saison qui leur est propre.

Des mouvemens des corps aériens.

Il n'en est pas autrement des substances qui sont élevées, soutenues ou transportées dans l'atmosphère. D'abord, le plus étonnant des spectacles pour les marins, qui nés dans les régions septentrionales, s'approchent du golphe du Mexique, est la vue des nuages se portant avec une vitesse extrême, de l'Est à l'Ouest, vers le continent Américain. Accoutumés à la faiblesse du mouvement des petits cercles du Nord, ils ne peuvent concevoir cette rapidité de la marche de ces nuages.

Cependant, l'homme qui réfléchit, aperçoit bientôt qu'elle provient de la grandeur des cercles à parcourir chaque jour entre les deux tropiques. Il aurait conçu, de même, se rappellant la direction de la terre en novembre, pourquoi les milliers de bolites ou d'étoiles filantes qui, le 12 de ce mois en 1805, furent, pendant quatre heures, apperçues de Cumana, s'élevaient successivement au dessus de l'horison à l'Est-Nord-Est; et, après avoir parcouru des arcs de diverses grandeurs, en suivant la direction du méridien, retombaient toutes vers le Sud. Le même homme ne se serait pas mépris, comme la célèbre et malheureuse Aëronaute Blanchard, qui, le 15 août 1811, s'étant élevée de Milan, sous les yeux de l'armée Française et de toute la Lombardie, crut en descendant une heure après, dans la persuasion qu'elle n'avait pas quitté la perpendiculaire de cette ville, s'y retrouver encore, tandis qu'elle était au milieu de Gènes (1).

A ce seul fait, disparaissent et la difficulté des voyages outre mer, qu'effectuent deux fois chaque année, des compagnies de faibles oiseaux, et le prestige de la science augurale. On la voit réduite, sans consulter de palpitantes entrailles que la cupidité seule fit ouvrir, à la facile prévoyance des saisons et des maladies.

Rarement elles manquent de se manifester à certaines époques, ni de disparaître périodiquement dans les pays uniformes et d'une seule direction, comme l'Egypte. Au même temps où le Delta, chargé des miasmes les plus infectes, en communique la maligne influence jusqu'en Chypre, les pestiférés d'Alexandrie, de Rosette et du Caire, se consolent par l'espoir fondé que le fléau doit disparaître à l'approche de la St.-Jean : *san giovan venir gandolf andar*. Au solstice de juin, le globe retournant vers les signes septentrionaux, la vallée d'Egypte ne recevera plus, en effet, que la salubre atmosphère

(1) Je ne parle pas des aërolites, puisque j'ignore leur point de départ; je les crois lancés des volcans.

de la pleine mer. Ce phénomène, important pour l'intelligence de la cause du retour des fièvres périodiques, sera de nouveau rappelé, lorsqu'il s'agira d'examiner ces maladies dans toutes leurs directions : mais il n'était pas ici déplacé, comme preuve de la lenteur générale des corps in-adhérans au globe à suivre ces mouvemens. Je reprens la série des autres preuves. Il en a suffisamment été fourni par les phénomènes atmosphériques : reste à mentionner quelques-uns de ceux que peuvent offrir les différens mouvemens des eaux.

Du mouvement des eaux et des corps dont elles sont les véhicules.

Au seul nom de marée, l'imagination pourrait craindre l'exposé de quelque système par lequel on prétendrait indiquer la cause première de l'agitation générale, et les effets de ses refoulemens par des barrières aussi nombreuses que variées dans leur distance, leurs formes et leurs élévations ; enfin, les modifications infinies de ces effets, par leur rencontre et par celle de leurs graduations.

Au milieu de ce désordre, qu'accroît encore la fonte des glaces, l'attention peut néanmoins se fixer sur la proportion des distances qui séparent les terres opposées avec les périodes des marées ; sur la faiblesse ou la nullité des flux et reflux de la mer pacifique ; sur leur rencontre, chaque jour seulement, au détroit de Magellan ; sur la marche beaucoup plus facile, de l'Est à l'Ouest, dans toutes les mers et dans celle du Nord, sous les latitudes qui ne présentent pas d'obstacles. Sans rien conclure de ces phénomènes, presque mystérieux, ni de la résistance que la Méditerrannée fait aux eaux du Nil, à l'époque du solstice de juin, et qu'elle oppose de même, six mois après, à celle du Rhône, en refoulant ce fleuve et ses sables fort au loin contre des bâtimens que j'ai vu moi-même, en 1819, courir les plus grands dangers par cette lutte violente et longue, dont je rends compte ailleurs, je passe de suite aux phénomènes que présentent les eaux faisant les fonctions de véhicules des glaces, des sables et de tous autres détritus que rejette la mer.

Des corps chariés par les eaux.

Sous la forme de montagnes, comme sous celle de plaines, les glaces qui se détachent par masse, soit des vallées qu'elles comblaient, soit des rivages qu'elles garnissaient, abandonnent, sans distinction des saisons d'été, de printemps, ou d'automne, les terres à l'aspect de l'Ouest, pour se rendre à celui de l'Est; mais après le solstice de juin, elles passent du Nord au Sud, et dès qu'arrive celui d'hiver, elles déclinent du Sud au Nord. Comme dans ces deux circonstances, les mouvemens solstitiaux s'effectuent chacun simultanément, avec celui de rotation, ceui-ci doit prendre alternativement part aux effets de l'un, puis à ceux de l'autre mouvement.

Dans cette hypothèse, et, si la lenteur des glaçons chariés par les eaux n'est pas imaginaire, au lieu d'obéir exactement aux mouvemens de la terre, ils se porteront, du Nord au Sud-Ouest, après le solstice de juin; et, du Sud au Nord-Ouest, après celui d'hiver. Or, tous les navigateurs dans les mers polaires, à remonter de Parry notre contemporain, jusqu'au savant Pytheas, ont été contraints de changer de route, lorsqu'ils voulaient en tenir une différente de celles-ci, que suivaient les glaçons.

Ils leur présenteraient aujourd'hui les mêmes obstacles. De toutes les personnes qui lisent, aucune n'ignore, en effet, que des glaces soit plaines, soit montagnes, viennent, chaque année, couvrir les côtes orientales du Spitz-Berg, du Groënland, du fond de la baie de Baffin, de la nouvelle Galle Septentrionale et de la nouvelle Zemble, dès les premiers beaux jours du printemps; et que cette saison passée, les terres de Labrador et de la nouvelle Galles Méridionale s'en garnissent à leur tour. A-t-on jamais appris qu'un seul glaçon du Groënland ait atteré sur les plages Suédoises? non; la direction de tous ceux que fournissent les mers, les fleuves, les vallées, ne s'écarte en aucune saison, des rumbs orientaux; et sur toutes les côtes maritimes, à la même exposition, leur abondance, leur étendue, leur épaisseur, et sur-tout celle des glaces en plaines, n'ont de comparables que l'abondance, l'épaisseur et l'étendue des détritus marins et de toute nature rejettés aux mêmes aspects, sur les bords de tous les continens et des îles.

Ces dépôts des détritus divers y forment, en effet, de grandes plaines basses et divers degrés d'amphithéâtres de différens âges. A l'aspect des rumbs occidentaux, l'état des lieux est bien différent : Pour avoir des objets de comparaison, j'invite le lecteur à mettre sous ses yeux, la Corse, la nouvelle Zélande ou l'Amérique.

Les vallées occidentales de toutes les masses terrestres de quellequ'étendue, baignées par la mer, y sont rapides, longues, inclinées régulièrement, et se suivent jusque sous ses eaux; ce qui prouve, l'occasion de le dire est favorable, que *pendant une longue époque, sa surface entière était moins éloignée, que de nos jours, du point central de la terre.*

Mais, je reviens aux vallées occidentales. Elles ne sont ni interrompues, ni comblées par des dépôts récens placés sur les anciens, et les ruines de ceux-ci n'y recouvrent pas les intermédiaires ou les plus nouveaux: Les échancrures, les abymes, les angles, tels que les avaient laissés les nombreux renouvellemens de la face terrestre et ses déchiremens, après les cataclismes, n'y sont pas adoucis : malgré les dévastations des conquérans, la mer ne s'est retirée ni d'Antioche, ni de Sidon, quoiqu'elle ait mis des plaines de sables, d'algues et de limons entre elle et Carthage, Aléria, Fréjus, Aigues-mortes, et qu'elle menace du même sort les murs de Cette, dont les sables du Rhône la sépareront. Cependant, les plages Occidentales gardent à peine, d'un hiver à l'autre, quelques détritus marins rejettés pendant les orages.

Toutes y sont d'une très-faible largeur : rarement, à l'entrée des fleuves, on y voit comme à celles du Danube, de l'Euphrate, de l'Jenisei, de l'Anadir, du Pô, des rivières de St.-Laurent et des Amazones, les eaux douces obligées de la débarrasser des sables, qu'en toute saison la mer pousse à leur rencontre. Elle n'y refoule pas, ainsi qu'aux embouchures du Rhône, au moment du solstice d'hiver, ni comme à celle du Nil, au solstice d'été, les limons que lui portaient ces fleuves, et qui les obligent à multiplier leurs ouvertures, et quelque fois même à les abandonner.

Ce n'est pas qu'à l'Ouest, la mer reçoive moins de sables, qu'elle nourrisse moins d'animaux, qu'elle entretienne moins de plantes, que leurs débris ne couvrent son lit, qu'elle les ménage plus dans ses tourmentes: mais elle semble ne les rejetter à l'Ouest, sur-tout dans les mers sans reflux, qu'autant que l'y contraignent des vents qui l'ont bouleversée long-temps, et qu'avec une parcimonie qui ne supporte pas de comparaison avec l'abondance des alluvions orientales, formées par tous ces détritus.

Mais, puisqu'ils ont, ainsi que les poissons, les eaux pour véhicule, donc elles suivent elles-mêmes cette direction, et ne l'abandonnent qu'à la rencontre des obstacles qui les refoulent. Ils sont, pour elles comme pour les vents, si multipliés, qu'ils ont fait croire aux caprices de Thétis et d'Eole.

La mer pacifique n'éprouve pas ce refoulement ; parce que, faiblement brisée dans son passage aux archipels sans nombre, dont est parsemé l'intervalle de 250 degrés, qui sépare sa côte de celle de l'Afrique, elle se divise entre toutes les îles, de manière à n'être pas contrainte à rétrograder; mais perdant aussi dans chaque passage, la force acquise en allant, elle est réduite à former des courans composés alternativement avec les mouvemens solsticiaux et le courant des eaux de glace et de neige.

Quoiqu'il en soit de ces apperçus, toujours est-il incontestable qu'à juger d'après nos sens, les eaux et l'atmosphère conduisent de l'Est à l'Ouest, et simultanément vers le Sud ou vers le Nord, selon la période solsticiale, les corps hétérogènes dont elles se rendent les véhicules; et que dans la réalité, l'obéissance qu'elles prêtent, ainsi qu'eux, aux mouvemens de la terre, est tardive et semble rétrograde.

Cette règle générale, qu'on pourrait appeler loi du retard, est commune à nos planètes : mais, loin de développer ici cette proposition, j'y rapporte uniquement les phénomènes relatifs aux mouvemens de l'air insalubre. Je prouverai : 1.° qu'il passe des surfaces Orientales aux Occidentales; 2.° de celles du Sud au Nord; 3.° enfin de celles du Nord au Sud : Que sa propagation s'effectue conséquemment, en sens inverse des mouvemens du globe terrestre.

Etablie d'abord sur des observations connues en Corse, chacune de ces trois hypothèses dépendante de la règle générale, sera successivement démontrée par des faits d'une plus grande notoriété.

Les miasmes délétères ne suivent qu'avec lenteur le mouvement de rotation diurne de la terre.

En 1774, le gouvernement, qui voulait donner aux cultivateurs de Corse, des exemples de bonne culture, fit provoquer beaucoup d'agriculteurs Lorrains de venir avec leurs familles pour former une colonie dans cette île. On leur promit des instrumens aratoires, des secours pécuniers et des maisons. Les promesses furent observées; mais le lieu choisi pour l'établissement de la colonie, malgré les apparences les plus rassurantes, en causa bientôt la ruine. Les maisons furent construites non loin de Bastia, sur le plateau d'une faible colline adossée contre la longue chaîne de montagnes qui se continuent jusqu'à l'extrémité septentrionale de la Corse, sans autre brèche que celle qu'a faite assez profondément le cours du Bévinco. Ce torrent, dont les sables rejettés par les flots marins, lui servirent de barrière, fut contraint, il y a quelques siècles, à n'avoir plus dans la plaine, que les eaux mortes d'un étang, qu'il entretient par intervalles inconstans.

Connu sous le nom de Biguglia, cet étang situé près du rivage de la mer, à l'Est du plateau de la colonie, exhalait soir et matin de ses eaux et de ses bords fangeux, des miasmes tellement insalubres que, de tous les malheureux Lorrains venus en 1774, pas un n'existait à la fin de 1775.

Si ces exhalaisons infectes et délétères s'étaient exactement et sans retard, portées avec les lieux de leur émanation, de l'Ouest à l'Est, elles n'eussent pas été propagées jusque sur la funeste colline; elles ne se fussent pas insinuées dans les maisons de ces confians Lorrains; ils n'eussent pas été victimes de la persuasion dans laquelle ils étaient que l'air qu'ils respiraient était salubre, tandis qu'ils se dirigeaient, sans cesse, vers les germes putrides de la maladie qui les a tous conduits au tombeau.

Dans la réalité, la colonie se portait au devant de ces miasmes; autrement ses maisons n'en eussent pas été remplies soir et matin; et les colons qui respiraient avec l'air, ces corps étrangers et putrides qui les contagiaient, n'en eussent pas été mortellement offensés. Tandis que cette colonie éprouvait chaque jour quelque nouvelle perte, des pêcheurs de Bastia ne cessaient pas, le jour fait ou la nuit close, de parcourir l'étang de Biguglia; d'en sortir pour porter à la ville le poisson capturé; d'y rentrer afin de sécher leurs filets; d'y revenir encore pour les tendre. Il est vrai qu'ils passent toujours par une ouverture à la mer, sur la plage orientale de l'étang. Depuis les siècles très-connus de la formation de cet étang, le séjour de ses environs n'a pas cessé d'être insalubre. Mais les calamités d'une guerre civile détournent l'attention de tous les maux dont elle ne semble pas être la cause immédiate; autrement on eut reconnu que, si les feux des soldats de Gènes et ceux des corsaires Africains, qui faisaient de fréquentes descentes sur les côtes mal gardées de la Corse, avaient détruit une partie des villages de cette contrée, du moins, on ne pouvait justement leur attribuer les fièvres qui déciment annuellement encore, les cultivateurs que l'habitude et la misère forcent à demeurer dans celles des maisons de ces villages, que leur état de ruine a fait épargner durant la guerre. Il est bien évident qu'exposés à l'égard de l'étang de Biguglia, comme l'étaient les colons venus de Lorraine, ces exhalaisons ne doivent pas moins les atteindre que ces étrangers; mais plus attentifs que ne l'étaient ces derniers, à ne sortir qu'après le grand lever du soleil; plus soigneux à rentrer avant son coucher, sauf à marcher en pleine nuit, ils n'éprouvent annuellement d'autres indispositions que des fièvres éphémères qui les rendent valétudinaires, triste état auquel ils s'habituent, mais qui néanmoins leur permet rarement de parvenir à la vieillesse.

Dans la plaine d'Aléria, si fertile avant la formation des étangs et le comblement du port de Diane, des établissemens de culture s'étaient multipliés jusque sur les coteaux; mais, tous aujourd'hui sont en ruine et délaissés : il y a même plus, les habitans des villages qu'une élévation considérable, des massifs de grands végétaux salubres, ou d'insurmontables barrières, ne garantissent pas de la maligne influence des miasmes délétères que contiennent les Zones de l'atmosphère qu'ils vicient, sont sujets à des maladies analogues à celles qui règnent dans la plaine de Biguglia et sur les monticules qui la bordent à l'Orient.

Mais ils trouvent l'air bien différent, dès que, suivant leur usage, ils ont franchi les monts : les accès de leur fièvre s'affaiblissent dès les premiers jours, et bientôt ils cessent de leur être sensibles.

Néanmoins, cette partie de la Corse, bien que les plages y soient baucoup plus étroites et que l'on n'y rencontre que de rares et petits étangs, n'est exempte ni d'eaux stagnantes, ni de détritus marins ; mais quoique la putréfaction y produise, comme dans les plaines orientales, des miasmes non moins délétères, on y respire généralement un air moins insalubre et moins long-temps vicié par la présence de ces corps étrangers, attendu qu'ils cessent presqu'aussitôt qu'ils sont sortis de leur fange, d'affecter les localités qui les exhalent. Elles s'éloignent d'eux, et la mer immense sur laquelle ils planent encore quelque temps peut-être, ne tarde pas à les absorber.

Sans faire ici mention de l'état des plages orientales de l'Espagne, on observera qu'aucune de celles des continens ou des îles de quelqu'étendue, n'offre au même aspect, un séjour moins funeste que celles de la Corse : en Sardaigne, l'air, après avoir procuré de l'embonpoint, fait mourir; *ingrassa, poi amazza.* Sur celles des côtes de l'Adriatique, qui sont à la même exposition, les fièvres sont endémiques : Il en règne de plus dangereuses encore, sur toutes les plaines basses de l'Amérique orientale. C'est de leurs marais, de leurs étangs, de leurs terres d'alluvion, que s'émanent les germes corrupteurs des zones atmosphériques inférieures qui, de l'Est à l'Ouest, portent la contagion jusque dans les vallées et dans les habitations placées au loin sur des monticules ; c'est des plages orientales où leur infection est encore plus complète, que partent les marins qui transportent les miasmes fébriles, dans les autres continens. Mais il n'en parvient jamais directement des plages occidentales américaines ; et si de quelques unes, il s'exhale des atômes insalubres, c'est avec une rareté proportionnelle à la faible largeur de leurs terres d'alluvion. Au reste, ils se trouvent bientôt sur la mer pacifique, où leur dissolution ne peut être tardive, si leur absorbtion ne la précède pas ; celle du gaz ammoniacal, lui-même, serait infaillible.

Située, quant à l'aspect, dans une position analogue à celle de ces plages occidentales du nouveau continent, la Syrie jouit du même avantage. Cette antique et belle limite maritime du continent asiatique est constamment garantie de la peste, quoi qu'elle aboutisse, au Sud comme au Nord, à des pays que ce fléau ne cesse de ravager. Néanmoins, des bâtimens contagiés de Smyrne, de Constantinople et de Tripoli relâchent fréquemment dans les ports d'Antioche, de Sydon, de Tyr, de Joppe; mais, les germes contagieux ne suivant, de l'Ouest à l'Est, qu'avec lenteur, le mouvement des localités où les ont laissés les personnes pestiférées, ils se trouvent bientôt sur la surface de la Méditerrannée, dont les exhalaisons les neutralisent, lorsque leur absorbtion par les eaux, tarde à s'effectuer.

De ces faits, contraires dans les situations opposées, il résulte clairement que les substances aëriformes insalubres ne suivent qu'avec lenteur le mouvement de la terre d'Occident en Orient, et que les objets fixes qui sont identiques à ce globe, pour ce mouvement, viennent de l'Ouest à l'Est, à la rencontre de ces mêmes substances. C'était la 1.re des 3 propositions qu'il fallait prouver : Je passe au développement de la seconde.

Progression du mauvais air du Nord au Sud, depuis le solstice d'été, jusqu'à celui d'hiver.

Nul Indigène de la Corse, aucun de ceux des Français du continent qui, pendant quelques années ont habité dans cette île, n'ignorent que le séjour de sa partie Sud-Est devient très-pernicieux, aussitôt que la fin de juin approche : assurés que les exhalaisons de tous les marais des plaines qui précèdent au Nord, afflueront vers le Sud, aussitôt après le solstice d'été, les propriétaires s'empressent tous de quitter leur demeure habituelle de l'hiver et du printemps, pour se rendre à l'Occident, au de-là des monts. Ils y restent jusqu'au temps où le froid, en condensant l'air, prévient la sublimation et la propagation des exhalaisons dangereuses qui altèrent sa pureté. Durant cet intervalle, tous les villages du canton de Portovecchio sont inhabitables, et l'on n'y voit plus que des indigens, heureusement rares, à qui la crainte d'une accablante misère fait braver la mort même, dans l'espoir du salaire qui leur est accordé comme gardiens des campagnes.

Eclairé par ce phénomène, dont j'avais étudié les causes, avant d'avoir été sollicité de me rendre à Roquemaure, à la fin de décembre 1819, je n'eus aucun doute, en examinant les marais formés au Nord et à l'Est de cette ville, depuis que le Rhône a cessé d'en vivifier le port, qu'aussitôt après le solstice de juin, les habitans seraient attaqués et décimés de nouveau par la fièvre, dont les germes s'exhaleraient de ces marais. Cet imminent danger et l'opinion que j'avais de la facilité des moyens de le prévenir, me déterminèrent à m'en expliquer par lettre avec le ministère de l'intérieur. Une réponse officielle, du 7 avril 1820, me rassura. J'ignore par qui, lui-même, il a pu l'être sur l'état critique et malheureusement trop certain, dont je l'avais prévenu.

Quoiqu'il en soit arrivé, mon intention, en rappelant ce fait, est d'avoir une preuve de plus de la lenteur des substances aëriformes, à suivre exactement le mouvement de la terre dans sa rétrogradation du Sud au Nord. Ce retard, qui devint si funeste à Roquemaure, l'est presqu'autant à Odessa chaque année, dans la même saison et par la même cause; mais il produit dans le même temps en Egypte, un effet absolument opposé.

Les Cophtes et les étrangers même, savent que

le globe terrestre remonte à peine vers les signes septentrionaux, que les vapeurs des canaux limoneux qui, depuis six mois, ne cessaient d'infecter tout le Delta, et de se porter même jusqu'en Chypre, sont refoulées vers la haute Egypte, et remplacées dans tous les nomes inférieures, par l'air pur de la mer, à la rencontre duquel se porte l'antique vallée. Depuis plusieurs jours, chacun y répète au malade le consolant adage déjà cité : *S. Giovan venir, gandolf andar*, et les pestiférés que le fléau n'a pas victimés, sont assurés d'être, cette année du moins, soutraits à la mort qui les a menacés.

Uu aussi prompt changement dans l'état sanitaire de l'Egypte, ne peut s'attribuer au recouvrement de la fange des canaux par les eaux du fleuve; puisqu'ils ne se remplissent que successivement, en commençant même par ceux qui sont le plus rapprochés des plages; car, à la même époque, la mer lente dans son obéissance au mouvement de rétrogradation de la terre, refoule les eaux du Nil, et manifeste son union avec ce fleuve par la subite apparition de myriades de petits poissons, que l'affluence des eaux salées a fait éclore, après avoir dégagé leurs œufs des limons, où, depuis plusieurs mois, ils étaient ensevelis. Tandis que ce phénomène étonne l'Egypte, et rappelle à ses habitans les regrets de leurs anciennes superstitions, ceux de la Géorgie dans l'Amérique, commencent à se ressentir d'une influence funeste, à laquelle aucun étranger ne peut même résister. Cependant on ne voit dans leur contrées, ni marais, ni flaques d'eaux croupissantes; mais au nord, ils ont la basse Caroline; et des rizières fangeuses de ce dernier pays, ainsi que du bord de ses étangs, sortent, durant les chaleurs, d'infectes et délétères exhalaisons, au-devant desquelles, depuis le solstice de juin, sont portés les habitans de la Géorgie.

Après avoir signalé les plages de l'Amérique Orientale et celles des îles adjacentes comme autant de sources d'où se repandent, en rasant le sol, de l'Est à l'Ouest, les zones aériennes infectées des germes de fièvre, on aurait pu faire observer que leur direction n'est pas absolue; mais que, sans abandonner les rumbs Occidentaux, elles passent du Nord au Sud-Ouest, et de ce dernier point au Nord-Ouest. Cette variation s'explique aisément par la simultanéité des mouvemens de la terre: depuis le solstice de juin, ce globe revient des signes méridionaux, vers les septentrionaux. Il en résulte que les zones des substances aériformes doivent, à partir de la même époque, suivre une marche absolument opposée. Qu'est-il, en effet, arrivé récemment en Espagne? Les germes de la fièvre, si les papiers publics ont reçu d'exactes relations, se sont propagés, successivement de Barcelone à Tortose, Valence, Alicante, Murcie, Carthagène, et dans les vallées contigües aux plages voisines de ces villes. Pour qu'une telle communication s'effectue, il n'est pas besoin du contact des objets intermédiaires; la seule disposition de l'atmosphère à la contagion suffit, et cette disposition manque rarement sur les plages maritimes orientales, dès que l'hiver est passé : toutes sont formées d'alluvions, d'où s'émanent des miasmes délétères, provenant des divers détritus que les flots rejettent en tout état de décomposition.

Mais c'est avoir assez prouvé la seconde proposition. Je viens aux phénomènes relatifs à la troisième.

Progression du mauvais air du Sud au Nord, depuis le solstice d'hiver jusqu'à celui d'été.

Il est rare qu'on puisse, impunément, s'écarter d'une hygiène qu'observent et que recommandent les indigènes d'un pays : plusieurs des français du continent l'ont du moins éprouvé, lorsqu'ils avaient Bastia pour résidence. Chaque jour du printemps, ils y voyaient, à l'approche du coucher du soleil, tous les nouvellistes, soit de la ville, soit de la citadelle, quitter les terrasses, les places, les lieux de leurs rendez-vous et ceux de leurs promenades, pour rentrer dans leur demeure, dont ils fermaient soigneusement les fenêtres : Ils n'en sortaient pas avant neuf heures et demie du soir, s'il se déterminaient à faire une seconde promenade; mais, ces français, après avoir péniblement supporté les premières chaleurs des longs jours d'avril, de mai et de juin, trouvaint fort agréable de venir, ou sur le môle du port, ou sur la vaste terrasse de la haute ville, dès que le soleil cessait d'incommoder, y respirer un air frais : Ils n'observaient pas que, depuis le solstice d'hiver, ces lieux se portaient à la rencontre de tous les miasmes putrides qui, lorsque la température était douce, s'exhalaient en abondance, le matin et le soir, du bord marécageux de l'étang de Biguglia. Si l'odeur émanée de ce terrain marécageux, lente à suivre le mouvement du Nord au Sud, ne les déterminait pas à la plus prompte retraite, bientôt un frisson les avertissait qu'elle serait incessamment trop tardive. Cependant au Caire, on se promène chaque soir de l'hiver et du printemps, sur les bords du grand bassin, avec la certitude de n'en pas respirer les exhalaisons fétides. Elle est sans qu'on le sache, fondée sur ce que la ville est au midi du canal, dont les exhalaisons, tardives à suivre le mouvement de la terre se dirigeant au Sud, ne peuvent affecter que les objets placés au Nord de la ville, dont les habitans obéissent à ce mouvement général.

Pour connaître ce que deviennent ces substances, il suffit de considérer l'état sanitaire de la basse Egypte, durant le même temps. Elles ne se bornent pas à répandre les germes de la peste sur le Delta; mais l'île de Chipre même en éprouve quelqu'influence : Il est aisé de le concevoir, en se rappellant qu'à cette époque, le fond limoneux de tous les canaux, une partie du lit du fleuve et la vase de plusieurs étangs restent à ciel ouvert, et qu'il s'en exhale, sur-tout le matin et le soir, des miasmes dont la malignité s'affaiblit incontinent à l'époque du solstice, comme on le prouve par le vulgaire adage précité, *S. Giovan venir, gandolf andar.*

Il résulte évidemment de ces faits que les zones atmosphériques contagiées, sont rencontrées dans leur lenteur à suivre la terre du Nord au Sud. Ainsi, la dernière des trois propositions avancées est prouvée :

On va parler des circonstances qui peuvent accroître la malignité des miasmes.

DES PRÉDISPOSITIONS QUI RENDENT L'AIR PLUS INSALUBRE.

A ciel ouvert.

Tandis que ces miasmes tardifs à suivre les mouvemens du globe terrestre, sont atteints, heurtés ou reçus, selon que le comportent les diverses formes des inégalités qui viennent à leur rencontre, des météores, tels que de fortes averses, peuvent les altérer, les neutraliser ou les dissoudre. Mais, lorsqu'au lieu d'être attaqués, ces produits de la putréfaction parviennent dans des lieux où l'atmosphère reçoit d'autres exhalaisons impures, en ce cas, elle atteint le dégré de la corruption la plus grande qui puisse exister à ciel ouvert et libre.

Dans les lieux clos.

Néanmoins, dans les villes où, ce qui n'est pas rare, les premiers élémens de la police sanitaires, sont inconnus; où les égoûts, au lieu d'aboutir, comme ceux de Jérusalem, à la haas-poth, *porte des immondices* à l'Occident, sont ouverts indistinctement à tous les aspects, infectent les différens quartiers; où toutes les saletés, tous les fumiers sont épars en désordre, l'insalubrité de l'air acquiert une intensité bien plus nuisible : Les lieux publics enfin, où les individus de tout sexe viennent en affluence s'enfermer et respirer mille fois, en une heure, leurs exhalaisons respectives, par le défaut, malgré l'ancien usage, d'ouverture à l'Occident, contiennent l'atmosphère la plus impure, après celle des prisons, des hôpitaux et des maladreries, où l'halaine de chaque sujet, soumise à l'examen, après avoir été recueillie sur une glace, ferait découvrir des animalcules s'agitant au milieu d'un virus infect.

Que l'on suppose dans de pareils endroits, dont la corruption de l'air, s'ils sont voisins d'une plage sise à l'Orient, est sans cesse alimentée par de nouveaux produits de putréfaction, des valétudinaires que la crainte ou la misère y retiennent et que la douleur y tourmente, leur état, malgré ces sinistres prédispositions, ne sera pas désespéré, si l'âme forte et généreuse d'un Desgenettes vient rappeler leur courage, en bravant le danger qui les effrayait; mais que l'un d'eux isolé s'abandonne à l'une de ces tristes affections qui, resserrant d'abord les extrémités des vaisseaux capillaires, repoussent intérieurement le sang et les fluides, causent la pâleur, les palpitations, et facilitent l'accès de son atmosphère individuelle aux corps étrangers nuisibles, et leur intus-susception, il sera dans la situation la plus allarmante. Que ces miasmes délétères soient encore dans l'état confus de leur émanation des foyers où s'est effectué leur élaboration, ou dans le lieu de leur affluence désordonnée, ils ne lui seront pas moins funestes, que s'ils avaient pris rang entre eux d'après leur affinité, leur pesanteur ou leur légèreté respectives et qu'il respirât dans l'une des trois zones distinctes que déterminent ces diverses qualités et propriétés. La supérieure, en effet, contient des corps qui lui bruleraient le sang, comme le ferait un poison violent; l'inférieure l'étoufferait en l'empêchant d'aspirer; et l'intermédiaire le ferait languir quelques heures dans les angoisses de ces deux crises mortelles.

Cette considération conduit à celle des zones diverses que forment les miasmes, après leur sublimation du foyer, ou la cessation de leur progression, et qui se composent chacune de gaz de différentes pesanteur ou légèreté comparativement avec l'air respirable. L'inattention sur ce phénomène a laissé dans l'obscurité, les causes opposées d'effrayans accidens qu'il eut été facile de prévenir (1). Ces Zones méritent donc un examen particulier.

---

(1) Ils sont fréquens dans les mines, les puits, les égoûts, les fosses des privés, etc.

Des mouvemens particuliers des miasmes et de leur formation en zones.

A l'air libre.

La formation de ces zones, à l'air libre, a lieu, non pas à l'instant même de la séparation résultante de la putréfaction du détritus élaboré; car, dans cette circonstance, les gaz se placent d'après l'ordre de cette séparation; et dans cette marche, les subséquens secondent l'ascension de ceux qui, bien que moins légers, les précèdent. Un savant distingué, M. Humbolt, a reconnu de l'hydrogène au dessous de l'azote : mais, dès que la sublimation se rallentit ou prend fin, la convenance respective des gaz, leur homogénéité, leur pesanteur ou leur légèreté comparativement à l'air, déterminent le rang qu'ils prennent dans ce commun véhicule. A la suite de ce mouvement, existent des zones supérieures, inférieures, moyennes et des mixtes mêmes; car à leurs points de contact, elles ne sont pas plus homogènes que les couleurs composées d'un bel Iris. Leur formation achevée, les plus basses produisent ordinairement à l'air libre, à raison de la pesanteur des gaz dont elles sont composées, de plus fréquens et de plus fâcheux accidens que les supérieures : ainsi les organes de la respiration d'un homme debout, qui domineraient les zones dont la base est en contact avec la surface du sol, ne seront pas offensés; mais si la fatigue, la sérénité du ciel, un emplacement commode l'invitent au repos; s'il se couche sans la précaution de s'environner de feux actifs, sans celle d'un intermédiaire convenable entre son corps et le terrain, il court le risque d'être pénétré de miasmes délétères qu'il aura respirés, ou que ses pores auront absorbés.

Dans les lieux clos.

Dans les lieux clos, le danger de recevoir ces gaz est bien plus imminent et bien plus redoutable : le concevoir est chose facile, après les détails exposés sur les prédispositions locales; et quoique ces zones n'aient chaque jour, qu'une existence éphémère, pendant sa durée néanmoins, celles qui touchent aux deux surfaces inférieure ou supérieure des lieux clos et de chacun de leurs compartimens, car dans tous, la même ségrégation a lieu; causent fréquemment, par les qualités et propriétés contraires de leurs miasmes, des accidens également prompts et funestes. J'invite les savans à méditer cette proposition, à laquelle je ne peux ici donner de développement. Je crois d'une plus grande urgence, l'attention sur la direction générale et sur le mouvement particulier que, soumis aux lois de l'air insalubre, suivront les anciens germes de la fièvre d'Espagne, et ceux qui récemment émanés des nombreux foyers de putréfaction établis près des plages, se joindront aux premiers, sortis alors ou des œufs, ou du virus soit vermigène, soit vénimeux, qui les contient.

Je ne balance pas à le dire, leur manifestation et leur propagation s'effectueront du Sud au Nord, jusqu'à l'époque du solstice d'été. Mais quelle sera celle de cette manifestation? La réponse me conduit à la cinquième des questions générales.

ÉPOQUES DES INTERMISSIONS DE L'AIR INSALUBRE.

Aux approches de l'hiver, ont du cesser par une température au-dessous de dix degrés, la putréfaction à ciel ouvert, la régénération, la propagation, l'accroissement des miasmes et l'entretien de leur funeste malignité. Cet heureux état se maintiendra jusqu'à ce que l'atmosphère acquierre de nouveau dix à douze degrés de chaleur. Mais cet intervalle n'a pas de bornes assurées; il est donc prudent de le considérer comme un temps accordé par la providence aux gouvernans, pour s'occuper de l'emploi des grands moyens qui préviennent le retour du fléau, comme elle accorde chaque jour quelques heures de rémission aux malades, pour qu'ils puissent recevoir des remèdes propres à leur guérison, ou du moins à l'adoucissement de leurs souffrances.

Déterminer ces favorables instans du jour ou de la nuit, est un avantage qu'on pourrait retirer d'une série d'observations qui demanderaient la vie de plusieurs hommes, ou du moins le concert de plusieurs savans zélés, sur-tout s'il s'agissait de lieux clos et d'une température factice. Néanmoins, des expériences relatives à la physiologie végétale, apprennent que le parfum des fleurs se répand avec plus de suavité le matin, aussitôt qu'une douce lueur annonce vers l'Orient, le retour de l'aurore, et le soir, dès que le calice qui renfermait ce parfum, se resserre pour en recevoir un nouveau de l'intérieur de la plante ; elles enseignent aussi que l'action du fluide lumineux sur ceux qu'il atteint, croissante, dès qu'il parait, relègue, repousse et accumule le froid, jusqu'à le rendre glaciable à l'ombre et dans les bas fonds, tandis que les lieux qu'il a plus librement et plus promptement frappés, sont accessibles au calorique dont la présence les garantit de la gelée. L'instant de ces phénomènes semble donc être celui de la sublimation des corps auxquels ce fluide, en les pénétrant et les dissolvant, a communiqué les propriétés des substances aëriformes, et qu'à la nuit close, comme après l'occupation de tous les lieux par la lumière, les gaz effectuent leur périodique retraite.

En ces deux circonstances, de plein jour et de nuit close, il serait donc moins dangereux de parcourir les lieux soupçonnés d'insalubrité. Mais les momens qui, matin et soir, précèdent l'exhaussement et l'abaissement de la zone contagiée, sont aussi peu certains et difficiles à connaître, que ceux qui succèdent à ces mouvemens. La prudence commande donc de prendre, avant et après l'un et l'autre, assez de latitude pour ne rencontrer aucun des deux.

Elle commande non moins impérieusement, de

se défier de la cessation et du retour de l'intermission annuelle. Sa fin peut surprendre aussi promptement qu'un vent de Sud-Est ou de Sud-Ouest, qui succède à leur intermédiaire. Au milieu du printemps même, le calorique, aussitôt que l'atmosphère aura la température qu'il entretient dans ses foyers (1), la remplira de ses produits infectes. Il trouve, pour les composer à l'avance, outre les matériaux dont il avait à compléter l'élaboration, ceux qui renferment les alluvions successives et les détritus nouveaux; enfin, il régénérera, développera et fera éclore, pour les répandre de même, les germes d'animalcules ovipares et vivipares, et les portioncules de virus que le froid a fixés en divers lieux. Une fois répandus et mélangés avec les élémens de l'air respirable, ces miasmes, qu'ils soient vivans ou gazeux, en suivront les mouvemens, et renouvelleront les ravages que l'imprudence aura trop vîte oubliés, et qu'on n'aura pas su prévenir dans le temps de l'intermission.

Sa durée dépend de l'élévation des localités au-dessus du niveau de la mer, de leur latitude, et même de leur méridien. On ne peut donc en fixer le terme. Ces réflexions nées à la vûe de phénomènes suivis en Corse, en Italie, en Allemagne

---

(1) La température de l'air atmosphérique est bien différente à 100, à 10 mètres de la surface du sol, que sur le sol immédiat et bien plus différente encore à ce dernier point, qu'à un tiers de mètre sous terre.

et dans les parties méridionales de la France, baignées les unes par l'Océan, les autres par la Méditerannée, sont appliquables à la fièvre d'Espagne; du moins les raisons qui suivent paraissent l'indiquer.

La fièvre d'Espagne suit la marche ordinaire de l'air insalubre.

Puisque la fièvre d'Espagne se propage et cesse dans ce royaume et sur les plages occidentales des Antilles où elle a ses foyers, ainsi que le font les miasmes dont l'air est le véhicule et qu'ils rendent insalubres, rien, quant aux autres phénomènes, ne paraît la dispenser des règles générales de l'atmosphère viciée par des corps impurs.

Que cette fièvre ait eu pour générateurs des animalcules de différentes espèces ou des miasmes simplement virulens; si, précédemment au froid, ils ont déposé leurs provenances sur des matières inertes, ou que des corps organisés les aient reçus par intus-susception, elles pourront à la première chaleur humide de dix à douze degrés, se développer long-temps avant que la Siéra Névada ou les autres chaînes de montagnes aient perdu leurs glaces. Il est certain même que, sous une atmosphère aussi peu salubre que celle des plages maritimes ou des communes qui méconnaissent la police sanitaire, ce développement s'accélérera de même que la dissolution d'un métal jetté dans un fourneau qui contient d'autres minéraux analogues déjà fondus. En effet, dans un tel milieu, non seulement la régénératio est prompte, mais la malignité des miasmes acquiert plus de force, et cause une complication plus dangereuse.

Jusqu'au solstice d'été, la propagation s'effectuera, du Sud au Nord-Ouest, à cause de la simultanéité des mouvemens de rotation et des rapprochemens alternatifs de la terre vers les signes polaires opposés. Cette théorie se trouve confirmée par les faits que M. Rigaud de l'Isle, a remarqué sur la marche différente que suivait en diverses saisons, la fièvre d'Espagne. Le moniteur du 4 novembre 1819, en a rendu compte.

Nulle crainte sur la propagation par les Pyrénées.

C'est avec plaisir que je donne l'assurance, d'après la conviction dont je suis pénétré, que pour la France, les Pyrénées sont une barrière qui, cette année, comme elle l'a fait dans les précédentes, garantira nos belles contrées méridionales de la communication par tous ces points élevés, avec le produit des foyers de la maladie. En effet, dirigées de l'Est-Sud-Est à l'Ouest-Nord-Ouest, les Pyrénées s'opposent diamétralement à la marche que suivraient, dès ce moment même, les miasmes de la fièvre d'Espagne, si déjà la chaleur en favorisait le développement.

Sur la ligne de ces montagnes, tout est rassurant. Je ne balance pas à déclarer que tout l'est également sur les plages océanes, espagnoles et françaises. Pour se garantir de l'invasion des miasmes putrides, elles ont, 1.° leur marche accélérée sur celle tardive de ces miasmes; 2.° l'immersion périodique de la surface qu'ils pourraient contagier : C'est le mouvement de l'hercule maritime qui nettoye chaque jour, avec les eaux de l'Océan, les étables des plages européennes. On ne peut attribuer qu'à la seule négligence de faire passer la mer dans le sol d'alluvions affaissées, les étangs, les flaques d'eau fétide qui s'y sont établis, et leurs émanations fébriles.

Au reste, si quelque provenance d'un pays justement suspecté, déposait des germes contagieux, si ces germes prenaient quelqu'accroissement, ce ne pourrait être que sur les individus qui les auraient introduits et apportés dans les localités particulières de leur abord. J'ai compulsé l'histoire des phénomènes atmosphériques, celui qui fera voir l'air insalubre se propageant de l'Occident à l'Orient, est encore à paraître.

On peut donc porter les mesures destinées pour les côtes de l'Océan, aux plages et ports de la Méditerrannée. Quand on s'occupera de cette partie, la plus importante et la plus négligée du sol français, on appercevra que la vallée du Rhône, comparable à celle de l'Egypte, peut avoir aussi ses lacs Mœris dans les bassins élevés dont les eaux de neige gonflent inconstamment la Durance et la Drome; que ces eaux ménagées assureraient un cours vivifiant et salubre à celles de canaux d'arrosement et de desséchement de terres d'alluvions du fleuve; qu'elles pourraient même entraîner l'immonde vase du port souvent infect de Marseille. Pour rassainir cette contrée, si déchue de son ancienne splendeur, il ne fallait, au lieu des vingt plans arrêtés séparément et suivis à son détriment général, adopter comme fit le monarque Egyptien, qu'un seul systême de rassainissement de la vallée du Rhône et des rivages maritimes, que ses limons et ses sables couvrent, depuis son embouchure la plus orientale jusqu'à Cette, qu'ils finiront par combler. De telles améliorations exigent plus de centralisation et d'accord sur l'intérêt général.

Recouvrer sur des eaux stagnantes et des marais toutes ces surfaces infectées, en convertir une portion en salines comme celles de Sicile, serait la conquête la plus glorieuse pour un roi, et la plus utile pour la France. Cette conquête ne couterait pas la vie d'un seul homme, quoiqu'elle dut néanmoins, s'effectuer par le fer et le feu; car pour attaquer les hydres que le désordre des élémens a multipliées dans toutes cette contrée jadis brillante de commerce et d'industrie, le fer et le feu doivent être employés : ils furent les armes du héros qui détruisit le monstre de Lerne; mais, cette honorable entreprise est encore moins urgente que les mesures pour éviter la crise qui nous menace.

Des vigies et des succursales de Lazareth sont nécessaires, chacun le sent; mais si on oubliait qu'il faut les placer à l'Ouest des ports et des villes dont ils dépendront, ils serviraient eux-mêmes à la communication de la fièvre d'Espagne, dans le cas où nous en recevrions inopinément des provenances.

Je ne puis dissimuler que cette communication, ne soit possible sur nos plages; car, après avoir suivi les effets du mauvais air en Corse, il m'a paru certain que, des rives maritimes, il se propage dans les parties basses des vallées et jusque sur les plateaux des faibles collines; qu'il s'accumule d'abord près des obstacles; qu'il les contourne avant d'en atteindre la surface, en rasant le sol ascendant; qu'il franchit le lit étroit des torrens; que passé d'une rive à l'autre, il parvient sur une plage voisine. On sait déja combien toutes celles que garnissent des alluvions récentes, sont disposées à propager des corps insalubres et même à les former. Les miasmes des Antilles n'ont pas une autre origine.

Le seul apport, même de matières inertes chargées de produits de putréfaction, sur une marine, suffirait pour que le mauvais air fut de suite propagé sur toute la plage. Aucune force ne l'arrêterait. Il y a plus, la réunion d'hommes en de telles localités, loin d'affaiblir le mal, en accélère la manifestation et peut en accroître l'intensité. Les vieux macédoniens campés entre le Tigre et l'Euphrate, après avoir vu leurs compagnons succomber par l'insalubrité de l'air, fuirent pour la première fois le danger, et méconnurent la voix de leur chef; il périt lui-même à Babylone pour avoir dédaigné le conseil des mages, qui l'avertirent de rester le visage tourné vers l'Orient. Julien, avant que la flèche persane ne l'atteignît, avait de même vu décimer son armée par l'air infect et sans ressort de ces rivages négligés.

De nos jours, on n'a que trop expérimenté combien un grand rassemblement de troupes multiplie, dans les lieux humides, les causes d'insalubrité, les complique et rend, par cela seul, plus incertaine la cure des maladies.

Je me garderai de parler des moyens de les traiter quand ils sont une fois atteints par l'air insalubre : mes observations se bornent au rassainement de l'atmosphère des localités, lorsque les élémens de l'air sont disproportionnés, ou lorsque des corps étrangers en altèrent la pureté.

MOYENS DE SE GARANTIR DU MAUVAIS AIR.

A ciel ouvert.

La nuisible surabondance de l'oxigène, élément lourd, dont les réservoirs sont néanmoins dans les plus élevées de nos régions atmosphériques, disparaît aussitôt que l'autre mixte constituant de l'air respirable, trouve des issues pour s'élever à la rencontre du premier, et ne forme plus avec lui qu'une masse aérienne, mobile, élastique, dilatable et sensible aux impressions alternatives de la lumière du jour et de l'obscurité des nuits. Cet état favorable d'équilibre que peuvent avoir détruit, dans beaucoup de contrées, la ruine des forêts ou l'établissement de couches faiblement perméables au calorique terrestre, ne tarde pas à se rétablir, lorsque des plantations de végétaux de grandes espèces procurent à ce fluide, que soutirent leurs profondes racines, des canaux pour son ascension et des milliards d'issues par les feuilles pour son expansion. Elles conviennent mieux même, pour rétablir l'harmonie entre les élémens, que la multiplication des puits selon l'ancien usage asiatique, quoiqu'il ne soit pas à dédaigner, que des tranchées dans les couches sous lesquelles le calorique est retenu captif et s'accumule. (1) Un massif de végétaux a le double avantage, en effet, d'absorber, d'une part, la surabondance de l'oxigène, ou de soutirer au besoin le calorique, pour lui faire contrebalancer la trop grande affluence du mixte à tendance opposée.

On pourra donc, avant même de soigner les terrains marécageux et tandis qu'on établira par de grandes ouvertures, la communication urgente de toutes les eaux douces avec la mer, multiplier, à l'Ouest des foyers du mauvais air, les arbres qui se plaisent dans les lieux humides. Ils fourniraient des abris pour le moment critique qui suivrait l'attaque par le fer, de toutes les têtes du monstre qu'il s'agit de détruire; ils seraient contre le poison que répandraient ses plaies, un préservatif presqu'aussi puissant que la flamme, sans le secours de laquelle, toute fois, le vainqueur de l'Hydre eut fait d'inutiles efforts.

(1) Les ouvriers doivent être placés de manière à n'aller pas au-devant des miasmes qu'exhaleront les terres ouvertes, et près d'eux, il faudra des feux: ils secondèrent Hercule dans ses plus dangereuses entreprises.

Un grand exemple de l'avantageux emploi de ces deux moyens, frappe journellement les yeux de tous les curieux de Paris, qui se transportent à St.-Denis, pour y jouir du spectacle agréable d'un vaste terrain que de fréquentes inondations rendaient, il y a peu d'années, incultivable et nuisible à l'air, changé maintenant, en belles prairies, en promenades sous d'agréables couverts, en vergers et champs bien cultivés. Dans cette métamorphose, due à la prudence autant qu'au savoir de M. Sommariva, ce qu'il y a de plus surprenant, c'est que, mettant à profit les avis des membres du comité de salubrité de Paris, qu'il avait le bon esprit de consulter, il a, sans perdre un seul ouvrier, sans en avoir eu de malade, conduit à bonne fin cette pénible entreprise, la plus digne d'un homme riche, instruit et bienfaisant.

Ses soins particuliers avaient eu pour objet de rassainir l'air par des plantations, et d'empêcher, par l'écoulement libre de l'eau, que les végétaux du fond, en se pourissant, ne la décomposassent et ne produisissent des exhalaisons de putréfaction. Par ces deux mesures, on préviendra, comme l'a fait cet estimable agronome, la stagnation du calorique terrestre et celle du gaz azote sous les eaux limoneuses, et conséquemment, la surabondance de l'oxigène dans l'air qu'on respire.

Dans les lieux clos.

La disproportion de ce dernier mixte, porté constamment par sa pesanteur à l'occupation des profondeurs de la surface terrestre, est nuisible à tel point, que si dans le fond des galeries que pratiquent les mineurs, on néglige de lui procurer des issues dirigées vers les rumbs de l'Ouest, il acquiert, peut-être par sa mixtion avec des émanations minérales, ou sans elles, par son intensité plus grande, une malignité capable d'étouffer sur le champ, non seulement les flambeaux des ouvriers, mais ces malheureux eux-mêmes. Ne pourrait-on pas croire qu'il devient plus nuisible à mesure qu'il pénètre dans des lieux plus profonds?

Quoiqu'il en soit, il y forme des zones, à la compression desquelles le gaz léger, au lieu de résister, s'échappe quelquefois en glissant contre elles, ou en les traversant, pour établir lui-même des zones supérieures, près des voûtes ou des planchers, s'ils ne sont pas ouverts. Malheur à l'imprudent qui, prévenu du danger de tenir sa tête éloignée de ces voûtes, se relève, et livre à cette zone légère et brulante, les organes de sa respiration : un venin subit l'a pénétré; déjà son sang est noir et coagulé : Il a cessé de vivre.

D'aussi terribles effets rendent de la plus haute importance les issues inférieures et supérieures : celles-ci pour faciliter la sublimation des gaz délétères légers; les conduits inférieurs, pour servir à l'écoulement des gaz plus pesans que l'air, et les diriger dans des cavités ou puits pratiqués près des issues.

Quand on les tiendra dans ces profondeurs, si

leur débordement était à craindre, si l'absorption par l'eau n'était pas complète ou possible, ce serait le cas de les y condenser, d'après le procédé de M. Rigault de l'Isle, ou de les y neutraliser par des flammes, qu'on allumera péridioquement aux deux époques déjà mentionnées, du matin et du soir. Sans assurer que les flammes effectuent ou facilitent la mixtion convenable de l'azote, ou que, se mélangeant à l'oxigène, elles en diminuent le poids, toujours est-il vrai, qu'en Corse, j'ai fréquemment été convaincu de l'efficacité des flammes contre l'air méphitique des plaines et des basssins cernés de montagnes, et, en Alsace, contre l'air de même nature que bravent avec ce préservatif, dont ils se font précéder dans des profondeurs infectées, les plus riches et les plus industrieux cultivateurs de la belle rive du Rhin. Enfin, les Hollandais au milieu de leurs marais, nous prouvent combien sont rassainissantes les immersions des appartemens chaque matin et le balayage complet de la maison à la nuit close. Pour en assurer l'effet et prévenir la fixation des miasmes contre les murs, les cloisons et les planchers, toute surface est même peinte à l'huile. Voilà des exemples à suivre.

Il y a loin de l'insouciance de tous les autres Européens, et sur-tout des Espagnols, à la réunion de ces mesures. Cependant, je les regarde comme seules suffisantes pour échapper aux funestes effets de la disproportion des deux mixtes qui constituent l'air atmosphérique respirable.

Rassainissement de l'air que rendent insalubre, la présence de corps étrangers.

Il n'est pas de pays qui soit habitable, lorsque l'insalubrité de l'air a pour cause une grande disproportion dans la dose des mixtes qui le constituent ; mais l'homme s'est fixé dans beaucoup de lieux que rend temporairement pernicieux, la présence inopinée de corps étrangers dans l'atmosphère. Ces corps se dégagent jusque des minéraux ; cependant il ne sera mention ici que des miasmes putrides qui, provenant des détritus de végétaux ou d'animaux en décomposition, s'exhalent des étangs, des marais, des plaines d'alluvions et de bassins, dépourvus d'issue pour les eaux. Est-il quelque moyen de prévenir cette putréfaction ? je ne balance pas à l'affirmer.

Pendant les trois années de l'existence et de l'entretien du canal de Biguglia au Golo, le contrôle de la mortalité dans tous les villages exposés précédemment aux exhalaisons de cet étang, m'en a fourni la preuve évidente : néanmoins dans la plaine de Mariana, qui traverse cet utile canal, le mal était à son comble avant ces travaux.

Dans le principe, il était possible d'y porter remède presque sans frais ; il ne s'agissait que de rétablir et d'entretenir la libre communication des eaux douces avec la mer, et de garnir de plantations les terres nouvelles, pour empêcher la formation de cet étang, qui n'existait pas du temps de

Ptolomée. Mais, lorsque la négligence, ou d'insurmontables obstacles ont laissé fermer, comme dans la plaine de Mariana, ces communications, si des étangs ou des marais trop étendus pour être comblés, ont pour origine l'affaissement des terres d'alluvions anciennes, il est urgent de détruire les obstacles au cours primitif des eaux, et de le rétablir par de larges saignées, dont les issues à la mer devront toujours être à l'aspect des rumbs de l'Ouest, les eaux eussent-elles à parcourir, à cet effet, un plus grand espace. Le choix du premier siège des travaux, est d'un intérêt majeur pour la conservation des ouvriers : ce siège doit varier d'après les mouvemens solsticiaux.

Sans doute, avec ces travaux, on ne réduira que faiblement l'abondance des matières, dont le calorique opère la putréfaction ; mais en multipliant ses issues on l'empêchera lui-même d'acquérir assez d'intensité pour cette élaboration. Bientôt il y serait employé de nouveau, sans l'attention d'écurer fréquemment le fond des canaux (1), et de donner à leurs eaux une activité continuelle.

Sur nos plages donc, et particulièrement sur celles qui sont proches de l'Espagne, on ne pourra trop tôt s'occuper des travaux suivans, 1°. Assurer la libre communication des eaux douces avec la mer.

(1) En élevant une Pyramide formée des limons tirés du lac qu'il fit nettoyer, un sage monarque Egyptien signala l'importance dont était le curement des lacs.

2°. La faire communiquer sans cesse avec les étangs formés sur le sol d'alluvions affaissées. 3°. Saigner les terres humides ou marécageuses, soit pour les dépouiller de leurs eaux limoneuses, stagnantes et putréfiantes, soit afin de prévenir l'accumulation du calorique terrestre. 4°. Activer l'eau de ces canaux, dût-on élever celles de la mer avec des machines, dont la puissance et la nature varieraient selon les fonctions à remplir. Chacune de ces mesures contribuerait au rassainissement de l'air; mais la première est indispensable, pour prévenir la communication des miasmes délétères par les plages. Les zones qu'ils forment, seront en effet dénaturées en parcourant l'intervalle qu'occuperont les eaux; les uns y seront absorbés, et les autres se sublimeront durant cette absorption. Dans cet état, les plages françaises perdront cette funeste prédisposition qui rend leur invasion si facile aux miasmes putrides, et cesseront d'être un de leurs nombreux moyens de communication. Occupons-nous à présent des mesures propres à prévenir la propagation des miasmes putrides.

Moyens de prévenir la propogation des miasmes.

A ciel ouvert.

Après avoir exécuté les travaux qui s'opposent à la formation, dans les lieux dont on peut disposer des miasmes insalubres, on n'est pas encore à l'abri de leurs influences : mais quelles que soient leur malignité, leur nature, leur homogénéité dans leurs zones, ils ont tous de la pesanteur ou de la légèreté respectivement à l'air respirable, qui leur sert de véhicule : dans cet état, digne de la considération la plus sérieuse de la part des savans qui s'occupent de la salubrité publique, on peut donc les traiter comme l'atmosphère que rendrait insalubre la trop grande disproportion de ses deux élémens.

Or, parmi les produits nuisibles originaires de la putréfaction, ceux qui sont plus légers que l'air ordinaire, ne tardent pas, après leur sortie du foyer d'élaboration, à se répandre dans les hautes régions; en sorte que pour les lieux éloignés de ce foyer, ils seront fort peu redoutables à ciel ouvert. Pour s'en garantir entièrement, on n'a qu'à suivre le conseil que reçut Alexandre des mages de la Chaldée : *Que votre face soit tournée vers l'Orient, quand vous passez dans des lieux infects.* Les habitans de la citadelle de Bastia se conforment à ce précepte; et les nouveaux venus qui s'en écartent, paient chèrement le plaisir de se promener au serein et sans s'abriter du Sud-Est.

Mais sans y songer, on se trouve souvent compris dans l'invasion des zones que composent des corps plus pesans que l'air salubre : et cette propriété seule les porte à l'occupation des profondeurs. En préparer sur la direction qu'ils suivraient, est donc un moyen assuré d'arrêter leur propagation ultérieure.

Aux points de contact avec les pays suspects, ou près de ces points, autant que le permettront les localités, il conviendra d'ouvrir avant la saison des chaleurs, de larges tranchées, et d'y pratiquer, de distance en distance, et sur-tout au point extrême le plus Occidental, des puits de la plus grande profondeur possible. Des rigoles en pente faciliteront, jusqu'à ces puits, le flux des gaz pesans. Là, si les procédés de M. Rigault de l'Isle sont adoptés, on pourra tenter la condensation de ces gaz, à moins qu'on ne préfère les attaquer par la flamme.

Si la mer est assez voisine pour que les fossés ouverts en reçoivent les eaux et qu'elles y soient en activité, la neutralisation où l'absorption des substances délétères, seront d'autant accélérées; enfin l'emploi de ventilateurs (1), pour s'assurer que le fluide pernicieux ne débordera pas, completterait les mesures de garantie contre la propagation, à l'air libre, des miasmes délétères. Il ne sera pas inutile de veiller à ce que les ouvriers chargés de placer les ventilateurs ne se mettent pas sous le vent de l'orifice supérieur de ces machines; parce que les substances aëriformes qui s'élèvent dans les tubes retombent ordinairement à de faibles distances. D'après ce fait, le temps favorable à l'opération est celui de la brise de terre propre à conduire sur mer les nuisibles exhalaisons. De

(1) Machines en usage pour prévenir les dangers de l'air méphitique des égoûts, des fosses des privés, etc.

telles propositions auraient pu sembler ridicules avant l'usage des pare-à-tonnère; mais le peuple même aujourd'hui sait bien que l'œil ne découvre pas tous les corps dont le contact et l'intus-susception peuvent être utiles ou nuisibles à l'organisation de l'homme.

On borne à ce peu d'observations ce qui concerne le refoulement, l'interruption dans leur marche ou l'anéantissement à ciel ouvert et libre, des miasmes, délétères: elles seront suffisantes en les complétant avec les mesures indiquées contre l'air que rend insalubre la disproportion de ses mixtes. Ce qui suit aura pour objet les moyens de maitriser les zones altérées des substances étrangères à l'air ordinaire, lorsque, malgré les précautions de la science ou de la force, elle se sont introduites ou régénérées dans les villes et dans les autres lieux habités et clos.

Dans les lieux clos.

Lorsque des miasmes effectuent le mouvement de propagation, (véritable rétrogradation de l'Est à l'Ouest), leur déplacement particulier et leur formation en zones ne discontinuent pas; en sorte que les plus légers sont, comme on la déjà fait observer, suffisamment élevés pour n'être plus nuisibles, quand les plus lourds parviennent à des distances éloignées. Mais une maison, un village, une ville, s'ils sont à la proximité d'une plage insalubre, recevraient ces miasmes de toute nature, si des murs élevés, de larges fossés remplis d'eau, sur-tout à la partie orientale, ne les arrêtaient dans leur marche; et s'il n'était pris, afin de les modifier, de les condenser ou de les détruire, les mesures indiquées contre leur propagation à ciel ouvert libre de barrières : ils feront de suite l'invasion des places publiques, des rues, des maisons, de leurs celliers, s'éléveront aux différens étages, pénétreront dans les chambres et dans leurs compartimens; car, en s'introduisant, de l'Est à l'Ouest, ils sont mûs, non comme les liquides, homogènes dans leurs parties constituantes, mais à la manière des fluides. S'ils rencontrent des obstacles, ils s'élèvent contre; ils en suivent les sinuosités, se replient; remontent encore; atteignent les voûtes; redescendent, en rasant les cloisons, occupent les libres intervalles; s'y rapprochent des atmosphères individuelles; y luttent avec les évaporations gazeuses dont elles sont formées; les domptent lorsqu'ils trouvent dans le sujet, quelques-unes des facheuses prédispositions déjà mentionnées, et maitres alors de l'espace de chaque enceinte particulière, ils s'établissent enfin d'après leur pesanteur, en zones distinctes, bien qu'aux points de contact, ils se mélangent comme le font les couleurs.

Contre ces dispositions hostiles, les fumigations et l'eau sont de puissantes armes. En effet, les fumigations d'acides minéraux, car les autres sont sans doute proscrites des hopitaux et des maladreries, ont sauvé tant de français en Espagne, et produit de si merveilleux effets dans le lazareth de Marseille en

1804, qu'il serait superflu de parler de leur efficacité contre les miasmes plus légers que l'air atmosphérique. Peut-être serait-il possible qu'un perfectionnement dans l'appareil fît soufler ces fumigations contre la surface des planchers et des pavés, où tendent à se précipiter les miasmes plus lourds que l'air salubre. Dirigées vers ces lieux inférieurs, les fumigations y trouveraient des germes à combattre, à détruire ou à neutraliser; elles empêcheraient qu'à chaque époque du matin et du soir, où s'effectue le mouvement atmosphérique, ces miasmes, qu'active une chaleur de dix à douze degrés, ne s'élevassent de nouveau et n'altérassent la pureté rétablie de l'air. Les difficultés de faire parvenir les fumigations dans toutes les localités où se logent les miasmes insalubres, recommandent les immersions avec balayage, soir et matin, non seulement dans toutes les maisons, mais, dans toutes les rues, les places et les édifices publics. Par cette mesure, les gaz les plus lourds, ceux que n'auraient pas atteints les fumigations d'acides minéraux, seraient entrainés et dissous.

A défaut d'eau douce, on ne doit pas hésiter de recourir de suite à des machines propres à puiser, élever et répandre celle de la mer, dans tous les quartiers et dans leurs maisons. Sans blâmer aucune des dépenses communales, j'affirme que la plus urgente de toutes celles que peuvent faire des hommes réunis, est celle qui leur procurerait ce moyen infaillible de rassainir l'air. Chaque cité doit avoir son fleuve naturel, ou son alphée (son fleuve factice), pour entraîner et détruire au loin, tous les produits de la putréfaction et tous leurs germes ; elle doit avoir des puits, des profondeurs, ou des abymes, non pour y précipiter, comme autrefois, après de fallacieuses et lucratives cérémonies, l'innocent animal que la duplicité prétendait avoir chargé des fautes du peuple, mais pour y faire affluer tous les corps aériforme lourds, étrangers à l'air pur, et les y dénaturer ensuite par des feux ou des immersions périodiques. Quant aux maisons, je le répète, les Hollandais en les baignant chaque jour, et les balayant soir et matin, nous enseignent comment on les purifie des exhalaisons marécageuses. On a imaginé depuis quelque temps, pour conduire économiquement la chaleur à tous les étages, des tuyaux qui la reçoivent d'un foyer entretenu dans la partie la plus basse ; il ne serait pas moins essentiel d'avoir dans chaque habitation, de pareils conduits ; pour le dégagement des gaz légers, et d'autres en sens inverse; afin que les miasmes lourds y fluassent de là, dans des creux pratiqués pour les y dénaturer. Des magistrats éclairés sur les besoins et les dangers d'une grande réunion d'hommes, ne dédaigneraient pas l'introduction de cette mesure salutaire pour leurs administrés. Ils en seraient les bienfaiteurs en leur préparant à de médiocres distances, et à l'orient, des massifs d'arbres, qui d'abord rassainiraient l'air ambiant : l'homme valétudinaire ou mélancolique, s'y rendrait, à l'imitation du pélerin à qui Rome et Plaisance dûrent la fin de la contagion qui les ravageait dans le quatorzième siècle, pour s'y fortifier, en respirant un air plein de vigueur, et que de beaux arbres entretiennent dans la plus grande pureté. Dans les circonstances critiques, enfin, de tels magistrats n'oublieraient pas de faire allumer, soir et matin, de grands feux à la partie orientale de leur commune, et s'assureraient que dans chaque maladrerie, et dans chaque maison particulière, on effectue en même temps les immersions et les fumigations d'acides minéraux. Leurs effets seront toujours efficaces, si les appareils sont placés, non pas au hazard; mais d'après les mouvemens de la terre et les issues de chaque localité destinée aux malades.

Dans mon ignorance absolue de la thérapeutique, que pourrais-je faire pour leur soulagement? Rien de mieux que de les pénétrer de la plus juste confiance dans ces êtres charitables et religieux dont la bienveillance transpire avec une force qui refoule loin de leur saine atmosphère, tous les pernicieux produits d'une déplorable corruption.

FIN.

TABLE DES MATIÈRES.

Pages.

1. *La Corse propre à l'étude de l'air insalubre.*
3. *Division de l'ouvrage.*
3. *Des causes de l'insalubrité de l'air.*
4. *Disproportion dans ses élémens.*
5. *Corps étrangers à l'air respirable.*
7. *Nature diverse de ces corps.*
7. *Gaz provenant de la putréfaction.*
9. *Formation des corps par le calorique.*
11. *Lieux ordinaires de l'air insalubre.*
12. *Formation des étangs divers.*
12. *Autres lieux d'élaboration des miasmes.*
14. *Température propre à l'ascension des miasmes.*
14. *Ces corps aériens ne restent pas stationnaires.*
15. *Ils se portent de l'Est à l'Ouest.*
15. *Les fluides, les liquides et les corps qu'ils charient, sont tardifs à suivre les mouvemens de la terre.*
16. *Preuves pour les fluides, vents, température, nuages, bolites, balons, vols d'oiseaux.*
19. *Preuves pour les liquides : glaces et alluvions; leur abondance, leur épaisseur à l'aspect de l'Est.*
25. *Preuves particulières de la marche de l'air insalubre et de son changement de direction à chaque solstice.*
33. *Les mouvemens des fluides et des liquides sont moyens, à cause de leur simultanéité.*
36. *Des prédispositions qui rendent l'air plus insalubre.*
39. *Du mouvement particulier des miasmes et de leur formation en zones.*
40. *Des intermissions.*
44. *De la fièvre d'Espagne.*
45. *Elle n'est communicable ni par les Pyrennées, ni par l'Océan.*
46. *Les Soins doivent se porter sur les plages de la Méditerranée.*
49. *Moyens de prévenir la formation du mauvais air.*
50. *Moyens de prévenir sa propagation.*

De l'imprimerie de BEAUCÉ-RUSAND.

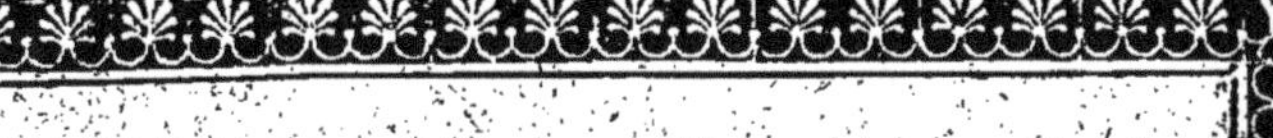

AUTRES OUVRAGES

DU MÊME AUTEUR,

Et qui se trouvent chez lui, rue Saint-Louis au Marais, n° 44.

Des Séjours de la Mer à diverses distances du centre de la Terre, et des dépôts qu'elle a chaque fois laissée. Une de ses Stations était inférieure à son niveau actuel.

De la formation des Porphyres, Jaspes, etc.

Gravure des Hyéroglyphes d'un rouleau de Papyrus égyptien, le plus complet et le plus beau connu.

Comptes faits suivant le système décimal, imprimé sur l'invitation du Ministre des Finances, 2 volumes in-folio.

Du temps propre à la coupe des Bois, pour tout autre usage que pour brûler; et Tableau comparatif de la température de chaque latitude et de chaque élévation, jusqu'à celle des glaces perpétuelles, pour indiquer ce temps, et les diverses climatures propres aux végétaux étrangers.

Du Cadastre de la France.

www.ingramcontent.com/pod-product-compliance
Ingram Content Group UK Ltd.
Pitfield, Milton Keynes, MK11 3LW, UK
UKHW031054260726
13965UKWH00006B/1370

9 782012 975095